DE

L'ACCOUCHEMENT LABORIEUX,

DE SES CAUSES ET DE SES INDICATIONS.

DISCOURS

PRONONCÉ EN SÉANCE PUBLIQUE DE L'ADMINISTRATION DES HÔPITAUX,

LE 31 MAI 1855,

Par

A. BOUCHACOURT,

Chirurgien en chef (sortant) de la Charité de Lyon,
Professeur-adjoint de clinique chirurgicale.

« Autant l'accouchement naturel est aisé et
facile, autant celui qui est contre-nature est
difficile et laborieux. »
DE LA MOTTE.

LYON.

Mel SAVY, LIBRAIRE,

PLACE BELLECOUR, 11.

1855.

Lyon. — Imprimerie d'Aimé Vingtrinier, quai Saint-Antoine, 36.

Il y a six ans que devant un auditoire d'élite , comme aujourd'hui , au moment de prendre les fonctions de chirurgien en chef de la Charité , j'exposais les caractères et la méthode de la science des accouchements. J'éprouvais alors le besoin de donner à la pratique obstétricale dans laquelle j'entrais , une base large et solide , qui me protégeât contre les inconvénients de la routine, contre les dangers de l'esprit d'innovation. Me servant encore du même fil conducteur, je viens dérouler devant vous les résultats de cette pratique , les plus palpables, en vous parlant de l'accouchement laborieux ou de la *dystocie* sous le double point de vue de ses causes et de ses indications.

J'ai eu quelque peine, je l'avoue, à circonscrire mon sujet. A la difficulté de tracer des limites artificielles dans un aussi vaste champ où tout s'enchaîne , tout se confond, depuis la grossesse jusqu'aux suites de l'accouchement le plus simple et le plus laborieux , se joignait naturellement le regret de ne pas vous parler d'autres objets de nos travaux et de nos préoccupations journalières. Ces salles destinées aux enfants malades de la ville, que nous avons vues s'ouvrir en 1836, se sont agrandies et multipliées; et pour ne vous parler que de la chirurgie, lors de mon entrée en exercice, quarante-cinq lits étaient occupés, dans deux salles voisines. Aujourd'hui, deux autres salles sont remplies, un dortoir considérable est destiné aux mères ou aux nourrices dont les enfants devront subir des opérations, et chaque jour nous avions plus de cent enfants à visiter.

L'infirmerie a été rétablie à la crèche pour les nouveaunés et les enfants du premier âge. Cette restauration importante, qui fonctionne depuis plusieurs mois, a rendu déjà bien des services dans les moments pénibles que traverse depuis un an la classe laborieuse.

La consultation gratuite, qui a pris un tel développement que c'est aujourd'hui un service régulier, où le médecin et le chirurgien ont pu trouver chacun leur attribution respective; la vaccination et la conservation du vaccin, travail administratif et médical tout à la fois, qui nous a permis de distribuer, en 1854, à nos confrères de la ville et des départements plus de mille tubes destinés à répandre sur une grande échelle les bienfaits de la découverte de Jenner; la chirurgie des vieillards; et enfin cette épidémie cholérique qui a sévi sur notre hôpital, et dans laquelle je n'ai eu qu'à seconder un confrère dont le mérite et le dévoûment ont trouvé une nouvelle occasion de se manifester; que de matériaux précieux à recueillir, Messieurs, que de sujets intéressants à exposer! J'ai dû me borner.

La *dystocie*, dans un grand hôpital, présente une physionomie particulière; c'est tantôt une maladie lente, progressive dans ses développements , que l'on suit dès son principe, que l'on peut traiter à temps et faire terminer à son gré ; c'est , d'autres fois, un accident imprévu , un coup de foudre qui éclate au moment où l'on y pense le moins', où l'on y est le moins préparé , à toute heure du jour , de la nuit. Vous n'avez ni le temps de secouer votre sommeil , ni moins encore celui de consulter vos auteurs, vos notes ou des confrères, prévenus et réunis à loisir, il faut prendre un parti , il faut agir ; sinon, mère et enfant vont succomber en face de vos irrésolutions , victimes de votre incertitude. Que de fois j'ai regretté cet heureux temps où, interne de notre savant maître Nichet, j'arrivais courant à son appel , heureux de lui servir d'aide, de m'instruire en le voyant opérer avec cette fermeté , cette précision , cette science que vous lui avez connue , mais léger de toute responsabilité ; instrument quelquefois actif, mais toujours docile ; doutant parfois du résultat, mais jamais du bon choix de la méthode et de la sûreté de l'exécution.

Je ne vous dirai pas aujourd'hui combien de fois j'ai mis le forceps, combien de fois au détroit supérieur, combien dans l'excavation pelvienne. Quelle était pour la version, la proportion des épaules droites engagées, celle des épaules gauches? Ces chiffres que l'on réserve pour des travaux didactiques ou des publications purement scientifiques vous fatigueraient , sans avantage ni pour la science ni pour la pratique. J'aime mieux m'élever à une conception plus large de l'accouchement laborieux en l'étudiant dans ses causes , ses différences et dans son diagnostic , avec une intention finale d'utilité pratique , absolument comme une série de maladies ou d'individualités morbides, ayant toutes un point de départ commun , mais s'éloignant après, se différenciant et motivant tout autant d'indications.

Longtemps on a distribué en plusieurs groupes , d'après leur analogie, les cas nombreux qui sont du domaine de la dystocie, de manière à diviser les accouchements vicieux en classes , en genres , et en espèces ayant une physionomie , des caractères et des indications propres. De là des classifications qui, sous le prétexte de réunir les causes de dystocie dans l'ordre le plus naturel et le plus avantageux pour l'étude et la pratique, n'ont produit, comme le dit M. Jacquemier, que désordre et confusion. Solayrès puis Baudelocque font deux classes des accouchements qui réclament l'intervention de l'art. La première renferme ceux qui exigent le secours de la main, la seconde ceux qui ne peuvent se terminer que par l'application d'un instrument sur le corps du fœtus ou de la mère. Très-bonne pour l'exposition de l'obstétrique opératoire, cette division est des plus défectueuses pour l'étude des causes de dystocie. D'ailleurs , Solayrès et Baudelocque ont beaucoup trop multiplié les subdivisions. Je rappellerai à peine une autre division vulgaire , où les mots sont pris dans un sens conventionnel , en distinguant les accouchements vicieux en *accouchements laborieux* lorsque la tête se présentant, l'expulsion se prolonge beaucoup au-delà du terme ordinaire , et qu'on est forcé *d'aider* ou de *suppléer* les forces de la nature ; en *accouchements contre-nature* (mauvaise expression), lorsqu'on tire l'enfant par les pieds, ou dans lesquels on délivre le corps avant la tête.

En classant les accouchements d'après leur mode de terminaison, on est obligé, suivant la remarque de Désormeaux, de considérer les obstacles qu'on rencontre, les accidents qui surviennent, comme causes de telle classe, de tel ordre ou de tel genre d'accouchements; et comme la même cause peut, suivant son intensité, suivant l'état plus ou moins avancé de l'accouchement, et suivant d'autres considérations accessoires, exiger de préférence telle méthode ou tel procédé opératoire, il s'ensuit qu'en traitant de chaque ordre ou genre, qui est basé sur ce procédé particulier, il faut reproduire l'exposition des différentes causes. Ainsi, par exemple, pour l'hémorrhagie utérine qui exige souvent l'intervention de l'art, il est préférable, dans certains cas, d'opérer la version, et d'amener l'enfant par les pieds, dans d'autres l'emploi du forceps est spécialement indiqué. Un second inconvénient plus grave de ces répétitions, est de présenter relativement aux indications qu'exigent ces accidents ou ces obstacles, des préceptes isolés; d'empêcher d'établir les considérations relatives qui doivent influer sur le choix du procédé à mettre en usage, suivant les circonstances déjà indiquées. Désormeaux, se conformant à la marche suivie dans les autres branches de la médecine, caractérise les états morbides préexistants et accidentels, ou survenus à l'occasion de l'accouchement, qui forment tantôt des obstacles, tantôt des complications. L'existence de la mère et de l'enfant étant menacée, il devient nécessaire de ne pas confier à la nature le soin d'opérer cette terminaison, et l'on est conduit à fixer avec exactitude les indications que chacun de ces états morbides peut présenter, soit par lui-même ou d'une manière absolue, soit relativement aux circonstances dans lesquelles on peut le rencontrer. Cette manière si simple d'envisager les objets de la dystocie, a produit une réforme des plus utiles et des plus importantes; nous l'adopterons dans l'étude des principales causes de dystocie qui vont nous occuper maintenant.

Je n'ai pas besoin de démontrer, ce me semble, que si les conditions de l'accouchement naturel reposent sur cette triple considération, que la mère, le fœtus et ses annexes ne présentent rien d'anormal qui puisse entraver physio-logiquement ou mécaniquement la marche de la nature, il en résulte que des conditions opposées établiront trois séries dystociques : celle par la mère, celle par le fœtus et celle des annexes. Ici se trouverait naturellement placé, dans un cours, le tableau synoptique fidèle des causes de dystocie avec leur pathogénie sommaire, leur diagnostic, et leur traitement; j'aime mieux arriver aux développe-ments que comportent les points saillants, les causes les plus communes, les plus graves, celles en particulier que j'ai eu le plus souvent à rechercher et à combattre.

I. DYSTOCIE PROVENANT DES ORGANES DE LA MÈRE.

Inertie utérine. — En première ligne se présente na-turellement l'inertie utérine sur laquelle on a beaucoup écrit, et que l'on n'a pas toujours suffisamment observée ou exactement comprise.

Dans cette étude il faut prendre garde de ne pas s'attacher à l'effet pour la cause, comme à l'époque où l'on traitait par exemple le symptôme *paralysie*, sans rechercher quelle était la lésion nerveuse, musculaire, sanguine, primordiale. Le plus souvent l'inertie utérine n'est pas primitive elle est *symptomatique* ou *secondaire*. Tantôt elle existe dès le début du travail, d'autres fois à la fin, c'est une sorte de fatigue, de paralysie par lassitude. Dans quelques cas elle s'accompagne de douleurs, dans d'autres elle n'est pas marquée par la plus légère augmentation de sensibilité. Elle est parfois intermittente, souvent continue dès le principe. Les impressions morales peuvent la développer ou au moins la favoriser, chez les femmes nerveuses, irritables. Chez d'autres il y a prédominance du système sanguin, c'est une sorte d'inertie par oppression des forces, par stase sanguine, utérine, cérébrale, thoracique ou abdominale. Je ne parle pas des cas où les organes voisins sont, les uns dans un état de distension, comme la vessie, le rectum ; les autres, sous le coup d'une inflammation commençante ou ancienne, mais obscure, le péritoine, les ligaments larges, les ovaires. Ce sont tout autant de nuances difficiles à observer et dont il faut tenir compte dans la pratique.

L'inertie que nous avons le plus souvent rencontrée à la Charité est celle par faiblesse, l'inertie directe, chez des femmes affaiblies par des privations, un mauvais régime, des peines morales, malades déjà pendant la grossesse, ou peu avant l'accouchement ; le seigle ergoté a quelquefois réussi ; le plus souvent il a fallu terminer l'accouchement par le forceps.

Que l'on y prenne garde, le mot inertie a souvent trompé ; j'aimerais mieux celui d'obstacle dynamique, plus général sans doute, plus vague mais ne préjugeant rien, comme formule spéciale et forçant à rechercher des indications particulières auxquelles on arrive par une étude étiologique impossible à éviter *a priori*. Tantôt on trouve un état pléthorique ou simplement congestif : la saignée a suffi dans des cas analogues. Tantôt il y a sécheresse, rigidité ; les bains nous ont presque toujours réussi, à la condition de les donner prolongés, de les réitérer souvent, de les combiner avec l'opium, la jusquiame, la belladone. La marche, le mouvement d'une voiture ont pu souvent faire cesser une inertie qui datait de plusieurs jours, et qui faisait supposer des obstacles insurmontables. Une femme nous est amenée d'Oullins, le soir, fort tard ; les douleurs avaient complétement cessé ; les tentatives pour extraire le fœtus par les pieds n'avaient amené que les membres inférieurs désarticulés ; le tronc, la tête, les bras ne se dégageaient pas. Sur la fin du trajet fait en voiture, de petites douleurs se réveillent, et, une demi-heure à peine après l'entrée de la malade, l'accouchement se terminait seul.

Un cas presque semblable s'est présenté l'année dernière chez une femme plus âgée, primipare, des environs de Bourgoin. Trois jours d'attente, plusieurs tentatives d'accouchement artificiel, par la version, avec le forceps, avaient été sans résultat. La malade est mise au bain, en descendant de voiture ; elle se calme, se repose, les douleurs se réveillent, elle accouche naturellement dans la nuit. Ces cas et d'autres analogues suggèrent des réflexions si naturelles sur la temporisation dans l'obstétricie opératoire, que nous ne chercherons pas d'autres exemples d'inertie combattue par des moyens très-simples, et que tout accoucheur trouve facilement sous sa main. L'idée principale sur laquelle je tiens à insister, c'est la rareté de l'inertie pure, rareté presqu'aussi grande que celle de la paralysie de la vessie que l'on rencontrait à chaque pas autrefois, avant qu'on eût mieux étudié et analysé surtout les diverses causes anatomo-pathologiques des rétentions urinaires. Ici mêmes erreurs, et non moins de dangers, même indication : rechercher soigneusement dans les symptômes objectifs et subjectifs, le point de départ de l'inertie, et surtout ne pas commencer cette recherche en donnant d'emblée le seigle ergoté, précieuse mais dangereuse ressource lorsqu'elle est employée sans indication précise, d'une manière aveugle.

Vices du bassin. — Très-différents à leur point de départ, les obstacles mécaniques provenant du bassin amènent le même résultat (je ne parle pas de ceux qui affectent des limites extrêmes), souvent ils sont pris les uns pour les autres, quelquefois ils se compliquent. Onze fois j'ai vu la conformation vicieuse du bassin devenir une cause essentielle de dystocie. Je ne parle pas d'autres cas de rétrécissements légers, d'irrégularité dans les rapports des diamètres, qui n'ont apporté à la marche de l'accouchement qu'une résistance légère et facilement vaincue par les efforts de la nature. Quatre fois l'opération césarienne a dû être pratiquée, une fois l'accouchement prématuré, quatre fois l'embryotomie ou céphalotripsie. Dans six cas le forceps a suffi, mais une fois où le rétrécissement était de deux centimètres, la symphise pubienne a cédé dans les efforts de traction, et la malade a succombé à l'inflammation suppurative de l'utérus et des articulations pelviennes.

Le bassin le plus étroit que nous ayons rencontré avait cinq centimètres au diamètre sacro-pubien ; un autre, six centimètres et demi ; un troisième sept ; et ainsi en nous élevant graduellement jusqu'aux dimensions normales légèrement diminuées, nous avons pu constater les degrés les plus importants et les formes les plus caractéristiques des bassins viciés, sauf l'oblique ovalaire. Plusieurs fois il m'a semblé que le travail était prolongé par une augmentation de volume des surfaces articulaires du bassin, ses dimensions n'éprouvant d'ailleurs pas d'autre réduction. Ce point qui m'avait déjà frappé, en étudiant des bassins viciés, à d'autres époques, s'est reproduit plusieurs fois sous mes yeux. Il semble que dans certains cas, les surfaces osseuses se soient déprimées par une pression réciproque, absolument comme si elles étaient d'une texture molle, d'une consistance analogue à la cire, se durcissant ensuite. Du reste, pourquoi les os plats échapperaient-ils à cette déformation presque caractéristique des os longs des rachitiques ? Avec la même signification pathologique, elle a une portée différente et plus grave par le fait de la saillie du point renflé dans la filière pelvienne. Une seule fois il s'agissait d'une déformation ostéo-malacique. Une autre fois d'une réduction de tous les diamètres, le bassin étant généralement petit, mais parfaitement régulier; dans les autres cas nous avions à faire à la déformation rachitique qui est pour tous les auteurs incontestablement la plus fréquente. Le diagnostic avait pu être porté sur le vivant à peu près constamment d'une manière exacte, avec les pelvimètres de Baudelocque, Coutouly et Van-Huevel, mais surtout à l'aide du doigt indicateur, qui de tous les instruments nous a paru dans l'espèce le plus facile à manier et doué d'avantages qu'aucun ne possède; avec lui on apprécie non seulement la quantité mais la qualité, si je puis ainsi dire, de la déformation.

La difficulté de l'accouchement est en général d'autant plus grande que le vice de conformation du bassin est plus considérable. Vraie dans la grande majorité des cas, cette proposition ne l'est cependant pas d'une manière absolue. Avec M. Cazeaux, nous admettons que la position du fœtus, le volume de sa tête, la souplesse des os du crâne, l'énergie des contractions utérines, le relâchement plus ou moins marqué des symphises pelviennes, sont autant de circonstances importantes dont l'accoucheur doit tenir grand compte (*Traité d'accouchement*, 3ᵉ édition p. 596). J'y ajouterai : l'intégrité plus longuement maintenue de la poche des eaux, le volume non pas seulement de la tête, mais du fœtus en général, une grossesse simple ou gémellaire; un ou plusieurs accouchements antécédents, le plus ou moins *de hauteur* du bassin , l'embonpoint, le développement musculaire de la femme , l'intégrité des diamètres du détroit inférieur ou leur viciation compliquant, ce qui est plus rare, celle du détroit supérieur, une très-grande laxité des parois abdominales avec antéversion ou latéro-version prononcée de l'utérus. Je ne parle pas de la faiblesse de constitution, d'une maladie antérieure et particulièrement d'une lésion de l'appareil respiratoire ou circulatoire ; ces dernières causes en s'ajoutant aux premières plus essentielles , n'ont pas une action spéciale ici, je n'en parle que pour mémoire.

En divisant en trois catégories, comme le fait judicieusement M. P. Dubois, les vices de conformation du bassin, nous trouvons une première série dans laquelle le rétrécissement en quelque point qu'il existe , laisse en ce point encore un espace vide de neuf centimètres et demi au moins dans tous les sens.

La seconde comprend les bassins dans lesquels le rétrécissement laisse au niveau du canal qu'il occupe un passage dont un ou plusieurs des diamètres auront neuf centimètres et demi au plus, et six centimètres et demi au moins.

La troisième enfin correspond aux cas dans lesquels le rétrécissement sera tel que les dimensions du vide restant seront au-dessous de six centimètres et demi.

Pas de doute pour la première section ; en général plus long, plus difficile et par cela même plus dangereux pour la mère et l'enfant, l'accouchement peut cependant s'accomplir spontanément. La période de dilatation est longue, celle d'expulsion très-lente aussi. La tête semble passer à la filière, les os du crâne se rapprochent, chevauchent, les sutures s'effacent, une bosse sanguine énorme se prononce en faisant croire souvent que la tête est moins haute qu'elle ne paraît, enfin l'engagement se complète, la dilatation s'achève, et l'accouchement se termine après deux, trois jours et plus de souffrances qui semblent épuiser les forces de la malade. Le forceps, bien appliqué, a pu souvent être d'un grand secours, mais qu'on ne se presse pas de l'employer; je l'ai vu, alors, d'une application difficile au détroit supérieur; on l'a peut être trop oublié aujourd'hui.

Entre huit centimètres et neuf centimètres et demi, l'expulsion spontanée du fœtus est encore rigoureusement possible, mais à la condition que les diamètres de la voûte crânienne présentent une grande réductibilité, que le travail soit énergique et soutenu. Au-dessous de huit centimètres l'art doit intervenir à moins que le fœtus n'ait pas acquis le développement qu'il présente au terme ordinaire de la grossesse ou que la putréfaction, en ramollissant le crâne et le reste du corps, ne lui donne une souplesse et une réductibilité dont j'ai vu deux fois l'influence heureuse et en quelque sorte inespérée.

Enfin, si le bassin a moins de six centimètres et demi, l'accouchement naturel à terme est physiquement impossible, le fœtus ne peut sortir que par lambeaux. A mesure qu'on s'éloigne de ces limites, en descendant à des dimensions de plus en plus réduites, cette dernière ressource n'est plus applicable, même à l'enfant mort qui ne peut sortir que par morceaux tant sont étroites les issues qui restent à son dégagement.

Bien que nous ne possédions pas d'exemple de dilatation du bassin au moment de l'accouchement dans les cas de rétrécissement par ostéomalacie, nous sommes d'avis qu'on doit plus longtemps attendre dans ces cas exceptionnels. Il résulte des faits consignés dans la thèse de M. Sprengel, que souvent les os conservent, au moment de l'accouchement, assez de souplesse pour se laisser dilater spontanément et permettre l'expulsion du fœtus, ou du moins son extraction artificielle. Mais s'il est difficile de bien préciser l'influence du rétrécissement sur la tète d'un fœtus plus ou moins volumineux, il ne sera pas plus facile de reconnaître le degré précis de flexibilité des os, au-dessous duquel il n'y a plus à espérer la dilatation spontanée; ne sait-on pas qu'entre le début du ramollissement et le moment où les os ont à peine la consistance d'une pulpe gélatineuse, il y a une foule de degrés intermédiaires; toute la difficulté consiste à bien préciser les cas où l'on peut se fier aux efforts de la nature et ceux où l'on ne peut rien espérer. Le problème reste, suivant moi, avec toute son obscurité, non seulement sur ce point spécial, mais sur la question générale du choix de la méthode dans la plupart des cas, à moins qu'il ne s'agisse de rétrécissement très-minime où la lenteur du travail sera le seul inconvénient à craindre, ou de ces étroitesses extrêmes dans lesquelles, ne pouvant même pas songer à la crâniotomie, l'enfant étant mort, l'opération césarienne est indiquée par nécessité absolue. L'extraction de la base du crâne, après la perforation de la voûte et l'évacuation de sa cavité, exige en effet alors de si nombreux tâtonnements, de si violents efforts, des distensions si répétées et si douloureuses, que les chances de salut pour la mère, après ces pénibles tentatives, faites quelquefois sans résultat, ne sont pas plus favorables que celles qui suivent l'opération césarienne.

Nous attachons une grande importance à l'exploration du fœtus dans les cas de viciation pelvienne; c'est une donnée trop souvent négligée. Si l'on y joint celle de la hauteur de l'excavation, et l'appréciation d'une irrégularité qui permet dans un sens le passage impossible dans un autre, nous aurons complété nos réflexions sur l'angustie pelvienne, regrettant d'être obligé de limiter l'exposition de nos recherches et de notre pratique sur un sujet qui à lui seul exigerait de longs développements, surtout si l'on voulait avec quelque soin examiner comparativement les indications de l'embryotomie et celles de l'opération césarienne.

Vice et étroitesse des parties molles. — Si l'intégrité de la filière osseuse est indispensable à l'heureuse terminaison de l'accouchement, les altérations du canal musculo-membraneux, qui doit expulser et que doit traverser le fœtus, n'ont pas moins d'importance. Ici les rétrécissements sont en général facilement surmontés par la distension progressive, précédée d'un ramollissement si favorable au travail; mais s'il y a des brides, des valvules, des coarctations du col utérin, de nature spasmodique ou

2

organique, les obstacles sont parfois infranchissables. Des tumeurs fibreuses, squirrheuses, de simples déplacements peuvent amener le même résultat; nous n'avons pas cessé de les rechercher et de les étudier dans les cas de dystocie qui nous ont occupé. Disons quelques mots des plus intéressants.

J'ai souvent appelé l'attention des élèves sur les dangers de l'antéversion utérine portée très-loin pendant l'accouchement; plusieurs fois nous leur avons fait suivre un travail d'abord complètement enrayé ou au moins infructueux tant que persistait le déplacement, puis reprenant son cours normal, et se terminant heureusement, avec la précaution de prescrire le décubitus dorsal, en exerçant une pression forte et soutenue sur la paroi abdominale antérieure; nous avons même vu des présentations irrégulières du vertex, du siége se modifier de la sorte avec une grande facilité. La procidence partielle, ou l'abaissement prononcé de l'utérus (nous n'avons pas eu à observer de prolapsus complet), nous a paru plusieurs fois déterminer de vives et longues douleurs sans autre résultat que l'augmentation de l'abaissement, véritable cercle vicieux d'où l'on ne sort qu'en tâchant de ralentir les douleurs et en contenant soigneusement et fortement l'orifice utérin au moment de la pression qu'il supporte.

L'agglutination de l'orifice interne du col par une exsudation pseudo-membraneuse, si bien décrite par Nœgelé et l'un de nos plus savants prédécesseurs, Martin jeune, ne s'est pas présentée une seule fois à nous durant le cours de notre pratique sexennale; peut-être ces cas nous ont-ils échappé d'autant plus facilement que les contractions de l'utérus surmontent ordinairement la résistance que cet obstacle leur oppose ; ou faut-il dire avec M. Jacquemier : y a-t-il alors véritablement agglutination? Ce prétendu tissu plastique est-il autre chose qu'une portion de membrane caduque exubérante? Ces cas n'appartiennent-ils pas plutôt à quelques-unes de ces dispositions du col qui rendent la dilatation très-difficile et très-lente? Malgré l'autorité des observateurs, il est impossible de ne pas conserver de doutes sur la réalité de cette agglutination.

Je n'en dirai pas de même des *coarctations spasmodiques* ou *organiques* qui se sont présentées à nous avec les caractères suivants : c'est tantôt un resserrement vital, ordinairement accompagné de vives douleurs qui finissent par s'éteindre. Le col est mince, légèrement entr'ouvert, parfaitement régulier, sans bosselure, sans dureté ni granulations , ne cédant point à la distension progressive que tend à produire le doigt, se roidissant et se durcissant non seulement sous l'influence des douleurs, mais au plus léger contact, à la manière du muscle orbiculaire des paupières dans la photophie, de la portion musculo-membraneuse de l'urètre, dans certaines rétentions d'urine , etc. D'autres fois le col est non seulement plus épais mais il est plus consistant, d'un toucher presque cartilagineux , inextensible, peu douloureux ; cependant les fibres qui l'avoisinent et qui paraissent alors lui appartenir comme à une aponévrose ou à un tendon leurs fibres de terminaison ou d'insertion musculaire, se distendent, s'amincissent, mais l'orifice ne se dilate pas. Ou bien le col est épaissi,

dur, volumineux, bosselé, pénétré de tissu fibro-plasti-
que, squirrheux ou cancéreux inextensible, à ce point que
l'opération césarienne abdominale a été plusieurs fois pratiquée dans des cas de ce genre; nous n'en avons pas rencontré qui aient motivé cette ressource extrême, mais six
fois nous avons eu recours à l'opération césarienne, dite
vaginale ou pour parler plus exactement, au *débridement*
ou *incision multiple* du col. La coarctation spasmodique a
cédé à la saignée, aux bains, aux injections huileuses,
à l'emploi de la belladone, dont l'extrait était porté en
nature sur le col lui-même, non à l'état de pom-
made qui n'arrive presque jamais au point rétréci, mais
sous la forme pilulaire, en ajoutant un peu de gomme ou
de sucre, qui donne plus de consistance, permet de le
mettre à cheval sur l'ongle et de le déposer sur les surfaces
même que l'on veut dilater. Malgré ma tendance à remet-
tre en honneur cette opération si simple du débridement,
j'ai toujours commencé par l'emploi des dilatans indi-
rects et plus rarement directs par la pression méthodique
d'un ou plusieurs doigts, avant d'en venir à l'incision, me
basant sur la conduite analogue des chirurgiens dans
l'étranglement intestinal qui en fin de compte n'a pas toujours besoin du débridement de l'anneau.

La complication de corps fibreux utérins s'est présentée
deux fois comme cause de dystocie; dans l'un de ces cas,
la tumeur arrivait si près du col, que l'on crut un moment
pendant le travail à une insertion du placenta dans le voisinage de l'orifice, mais elle se prolongeait en haut et en
arrière à plus de 14 centimètres dans la direction du corps,

sur une largeur de 10 centimètres au moins; le travail de
l'accouchement dura près de quatre jours, et amena un
enfant putréfié. La mère succomba le quatrième jour, sans
que les lochies aient paru, sans fièvre de lait. Une vaste
péritonite s'était développée et expliqua cette triste terminaison. Nous n'avons pas été plus heureux dans ce cas
que notre honorable collègue M. A. Colrat, qui nous a
montré un fait à peu près identique à la clinique d'accouchements en 1854, et M. Barrier à l'Hôtel-Dieu, où il nous
avait convoqué au mois d'octobre 1853 pour donner notre avis sur la conduite à tenir dans un cas de *dystocie* de
cette espèce. Ici la tumeur fibreuse était plus volumineuse,
plus dure, plus arrondie, plus régulière, à ce point que
l'on crut un moment à l'existence d'une forte valvule, que
la tête aurait poussée devant elle, et que l'on agita la question de la ponction suivie d'un large débridement multiple.
Une exploration minutieuse du col, du rectum et la marche du travail qui tend toujours dans ces cas à faire des-
cendre l'obstacle, permirent d'en mieux préciser la nature,
l'étendue et aussi de reconnaître la difficulté extrême, ou,
pour mieux dire, l'impossibilité de le surmonter autrement
que par l'opération césarienne. La mort survint avant qu'on
ait pu recourir à cette ressource dernière ; je dois ajouter
que l'enfant était mort peu après le commencement de ce
long et interminé travail.

Je regrette que l'absence de faits qui me soient propres
m'empêchent de traiter plus longuement un sujet digne
d'attention, si l'on réfléchit aux formes, à la situation,
au volume, à l'organisation variée de ces tumeurs que l'on

rencontre pour ainsi dire à toutes les profondeurs , depuis la surface muqueuse de l'utérus à l'état de polypes plus ou moins pédiculés qui se sont détachés ou que l'on a pu exciser au moment de l'accouchement , jusqu'à la cavité péritonéale dans laquelle on les voit souvent se dessiner , se prolonger , s'y comportant comme un organe qui aurait son droit de domicile naturel.

Tout récemment une femme multipare accouchait à la Charité d'un gros enfant qui nous sembla un moment atteint d'hydrocéphale , parce qu'une énorme tumeur fibreuse développée dans le corps et le fond de l'utérus lui formait une sorte de coiffure embrassant d'autant plus complètement et plus étroitement sa tète que les douleurs étaient plus vives et les eaux écoulées depuis longtemps. Le soupçon d'une tumeur fibreuse qui me vint à l'esprit se trouva complètement vérifié , lorsqu'au moment de la sortie de la malade qui a quitté l'hôpital en parfait état , nous examinâmes le col et le corps utérin par l'hypogastre, dans les conditions plus simples où les plaçait leur état de vacuité. Dans les cas auxquels je viens de faire allusion , un phénomène assez remarquable m'a constamment frappé, et plusieurs fois malheureusement il nous a été donné de l'étudier anatomiquement , je veux parler du travail de ramollissement qui s'empare de la masse fibreuse, pendant la grossesse et surtout au moment de l'accouchement; pénétrée de fluides elle devient plus extensible, plus malléable et se prête plus facilement, par conséquent, aux déplacements et au travail d'expulsion qui est la conséquence des efforts puerpéraux. Plus tard la pression de la tète et du tronc, l'écoulement lochial, la difficulté du retrait de l'utérus qui détermine le séjour des liquides altérés par le contact de l'air, toutes ces circonstances agissent de concert pour favoriser la décomposition de la tumeur, d'où les phénomènes d'intoxication putride qui font périr la malade, si la métro-péritonite, suite presqu'inévitable d'un si long et si pénible travail, n'a déjà favorisé cette triste terminaison. Serait-ce le cas d'appliquer à ces tumeurs, en supposant qu'on pût proposer une opération à temps d'élection, le procédé d'extirpation par énucléation indiqué par Récamier, et plusieurs fois appliqué par M. Amussat dans l'état de vacuité? Je ne dis rien des tumeurs développées hors de l'utérus, ayant pour siége ses annexes, le méso-rectum, la fosse iliaque, nous n'en avons pas observé d'exemples, nous n'ajouterions par conséquent que des idées théoriques aux faits consignés dans la science, et en particulier au travail complet publié en 1843 par M. Puchelt, sous l'inspiration du professeur Nœgelé, sur *les tumeurs du bassin, considérées comme obstacles à l'accouchement.*

Le développement passager et anormal de certains organes voisins de l'utérus, la vessie et le rectum, en particulier, peuvent devenir cause sérieuse de *dystocie.* La distention de la vessie par l'urine est une cause certaine de trouble dans le travail de la parturition, non pas toujours comme obstacle mécanique, gênant la progression du fœtus à travers le bassin, puisque à moins de hernie vaginale la tumeur remonte dans la région hypogastrique, mais par la sensation pénible et douloureuse qui en résulte et qui s'accroît à chaque contraction utérine, à chaque effort d'expulsion, par l'agitation , une vive souffrance accompagnée de contractions faibles , sans efficacité et même suspendues. A leur tour , par une action reflexe , les muscles abdominaux se refusent à tout effort un peu énergique. J'ai constaté plusieurs fois un obstacle de ce genre, qu'une inspection tant soit peu exercée du ventre permet de reconnaître sans qu'il soit besoin d'en venir à la percussion , ni à la recherche de la fluctuation que j'ai plusieurs fois perçue en combinant la pression hypogastrique avec le toucher sous-pubien. On trouve dans la région abdominale antérieure deux tumeurs, l'une supérieure et postérieure beaucoup plus considérable, dure, bosselée, au niveau des saillies formées par le corps du fœtus ; l'autre antéro-inférieure beaucoup plus petite, plus molle, plus régulière, sans dureté ni bosselure, fluctuante comme je l'ai dit, et se vidant lorsque la sonde est introduite dans le canal de l'urètre. Si le travail se prolonge , une première évacuation des urines ne suffit pas, il faut plusieurs fois y revenir d'autant que le fœtus profondément engagé dans le bassin s'oppose plus directement à leur issue. Il est parfois nécessaire , comme je l'ai vu , de repousser la matrice en arrière , et de soulever la tête du fœtus en même temps qu'on s'efforce de faire arriver la sonde, suivant une bonne direction, en lui imprimant une pression assez énergique et soutenue. La procidence accidentelle de la vessie, et à plus forte raison lorsqu'elle constitue la cystocèle vaginale , ordinairement située en avant, quelquefois sur les côtés , très-exceptionnellement en arrière, vers le rectum dans un cas observé par Brandt, peut non seulement constituer un obstacle grave à l'accouchement, mais encore être méconnue ou prise soit pour une tête d'*hydrocéphale*, soit pour la poche des eaux. La ponction fut faite dans un cas de ce genre au dire de Merriman et Hamilton.

Nous n'avons eu besoin que du cathétérisme que je me suis toujours hâté de pratiquer, me rappelant entre autres exemples ceux cités par M. Jacquemier (t. II, p. 178), l'un où l'accouchement fut impossible et la mère succomba; l'autre qui se termina par la rupture de l'utérus. Une fois la vessie vidée, ce qui n'est pas toujours facile, ce qui exige parfois l'introduction d'une sonde d'homme et le soin d'en diriger le bec fortement en arrière pour pénétrer dans la vessie, il faut soutenir ensuite la paroi relachée pour prévenir sa compression. Je n'ai pas besoin d'insister sur l'influence consécutive de cette distension pour la formation des fistules vésico-vaginales, que la pression du forceps ou de la tête seule ne peut toujours expliquer. Nous n'avons rencontré ni tumeur fongueuse ni calcul vésical, anticipant sur le diamètre sacro-pubien et nécessitant la lithotritie ou la taille comme on en a cité quelques exemples. J'en dirai autant des obstacles fournis par le rectum; comme ils peuvent se prêter aux mêmes considérations, et que je n'ai rien eu à noter de nouveau sur ce point, je les passe volontiers sous silence.

Un seul cas de rupture utérine ouvre la série des faits de dystocie accidentelle dont j'ai à parler maintenant. Il s'agissait d'une présentation de l'épaule chez une femme

multipare, faible et qui avait souffert du côté de l'abdomen pendant presque toute sa grossesse. La version faite
assez facilement et suivant toutes les règles de l'art, amena un enfant vivant, la délivrance fut naturelle, mais une
douleur déchirante qui s'était fait sentir sur la fin du travail alla en augmentant, le ventre se ballonna, la femme
pâlit, sa face se contracta, elle s'éteignit deux jours après
l'accouchement. Une rupture longitudinale en arrière et à
gauche de la matrice, de près de 8 centimètres de longueur,
avec décollement plus étendu du péritoine, avec épanchement de sang dans le petit bassin, infiltration sanguine dans
le tissu cellulaire sous-péritonéal, la fosse iliaque et le liga-
ment large furent les désordres que montra l'autopsie.
Les bords de la déchirure étaient assez nets, ecchymosés
et légèrement amincis. Deux fois nous avons vu une rupture du col, ne dépassant pas les limites de l'insertion
vaginale, sans lésion du péritoine, sans hémorrhagie in-
tra-pelvienne, et trop peu étendue pour expliquer la mort
survenue dans un de ces cas, plusieurs jours après une
suite d'hémorrhagies abondantes, dues à l'implantation
vicieuse du placenta, précédée dans l'autre de symptômes
typhoïdes.

Limitée à ce petit nombre de faits sur les ruptures utérines, notre observation ne nous a montré que deux cas
de *thrombus vulvaire*, siégeant l'un sur le côté droit,
l'autre sur le côté gauche, accompagnés tous deux de douleurs vives, qui chez l'une des deux malades avaient pris,
plusieurs heures après l'accouchement, un caractère ex-
pulsif. L'une de ces femmes était sujette aux varices des

membres inférieurs , l'autre n'en présentait pas de traces. Une assez large incision donna issue à une grande quantité de sang , 300 grammes environ , et amena un rapide soulagement. Les pansements avec la charpie imbibée de la solution de perchlorure de fer, nous ont paru avantageux pour maîtriser le retour de l'hémorrhagie et favoriser la détersion de cette vaste poche, dont la cicatrisation s'est complétée dans les deux cas à l'Hôtel-Dieu.

L'histoire du thrombus vulvaire, à peine ébauchée avant le travail de Deneux publié en 1830, pourrait être reprise aujourd'hui et complétée avec des observations nouvelles. Il faudrait faire intervenir, dans son exposition, les faits relatifs aux divers épanchements sanguins péri-vaginaux et utérins, qui se produisent pendant l'accouchement et se manifestent après ; ils sont nombreux. Nous avons vu plusieurs fois de considérables ecchymoses envahir le tissu cellulaire sous-muqueux, sous-péritonéal de ces diverses régions , sans se réunir toujours en vaste foyer, comme dans le vrai thrombus de Deneux. Je me suis demandé si plus tard ces ecchymoses, ces infiltrations sanguines ne jouaient pas un rôle important dans le développement des phlegmasies suppurées consécutives, dont on ne peut souvent découvrir le point de départ, et si le sang altéré par la présence du fluide lochial, par le contact de l'air, la chaleur, etc., ne pouvait pas devenir le point de départ d'altérations graves des humeurs dont on va chercher la cause bien loin inutilement.

Quoi qu'il en soit, la meilleure règle consiste à ouvrir le thrombus *de bonne heure* ; à ne pas attendre , si les douleurs sont vives, comme cela se voit presque toujours, ou si l'accouchement est empêché, ce qui doit déterminer plus vite encore à faire l'incision suivie de l'évacuation et d'un tamponnement bien fait dans les conditions que j'ai indiquées. Le foyer doit être largement ouvert pour favoriser le retrait des parties distendues, prévenir les eschares, réduire les surfaces qui doivent suppurer, et préalablement pour détacher la masse énorme de coagulum qui reste adhérente à ses parois.

J'aime mieux tamponner en tout état, renouvelant une fois ou deux le pansement à fond, surveillant et combattant les accidents inflammatoires s'il y a lieu. On n'oubliera pas non plus que dans plusieurs cas rapportés par Deneux, la mort survint après la ponction et l'évacuation du foyer, le septième jour chez la malade de Chaussier, dans la troisième semaine chez celle de Baudelocque. Je me borne à opposer ces deux cas aux partisans de l'ouverture tardive qui admettent sans discussion que lorsque la tumeur met obstacle à l'accouchement, l'ouverture devient une opération de nécessité. J'ajouterai que si l'enfant y gagne, la mère s'en trouve mieux aussi, par la suspension plus immédiate de l'épanchement, de l'écoulement sanguin et la diminution rapide de la douleur.

Hémorrhagies. — Ces épanchements sanguins dont nous venons de parler, nous conduisent insensiblement aux hémorrhagies utérines proprement dites, l'un des accidents dystociques les plus imprévus, les plus graves, quelquefois les plus obscurs à leur début, qu'on puisse rencontrer, et entre tous, celui qui demande au chirurgien le plus de justesse dans le coup-d'œil, de fermeté dans la résolution, de promptitude et de sûreté dans l'action. La perte de sang chez une femme enceinte, ou aux douleurs, a une double portée. Elle compromet tout à la fois, les jours de la mère et ceux de son enfant liés l'un à l'autre non par une communication vasculaire directe, comme on l'a cru longtemps à tort, mais par un centre de circulation commune, le placenta, poumon pour le fœtus, vaste réseau de circulation artérielle et veineuse pour la mère, à ce point que le sang qu'elle y envoie, par l'intermédiaire de l'utérus, est plus abondant que celui qui s'écoule par la plus large plaie de la cuisse ou de l'abdomen ; de là le danger, de là l'intérêt qui s'attache à l'histoire des hémorrhagies utérines.

L'hémorrhagie utérine survient à trois époques remarquables : 1º pendant la grossesse ; 2º au moment du travail ; 3º après l'accouchément. Cette troisième catégorie peut se diviser en deux espèces secondaires : les hémorrhagies qui viennent avant, celles qui se montrent après la délivrance.

L'histoire de la métrorrhagie de la grossesse se lie tellement à celle de l'accouchement prématuré accidentel que l'une ne peut se séparer de l'autre. Pour peu qu'on y réfléchisse, le détachement du fruit, si pernicieux qu'il soit pour sa propre existence, apparaîtra comme un effort curatif de la nature, *natura medicatrix*. Le retrait de l'utérus étant le moyen hémostatique par excellence, comme il ne peut se compléter que par l'évacuation de son contenu, l'accouchement avant terme en ést la première phase. A ce moment, la vie de l'embryon est presque toujours compromise, et l'on peut établir comme une loi que plus l'hémorrhagie s'éloigne du moment de l'accouchement, plus grands sont les dangers que court le fœtus, moindres ceux de la mère ; la réciproque est vraie. Plus la grossesse approche de sa fin, plus l'hémorragie compromet les jours de la mère, et moins elle expose ceux de l'enfant, jusqu'au moment où celui-ci étant expulsé lorsque la perte de sang se produit, les chances défavorables sont pour la mère exclusivement ainsi que cela a lieu avant ou après la délivrance.

A moins de rupture, de déchirure ou de plaie, le sang de la métrorrhagie ne vient pas de l'épaisseur des parois utérines, mais de la surface interne. On ne peut pas plus établir et préciser le point de départ exact de l'hémorrhagie utérine que l'on ne peut déterminer le point juste où s'insère le placenta. C'est au niveau de l'insertion placentaire ou de son voisinage immédiat que se fait l'écoulement sanguin.

La distinction de l'hémorrhagie en interne et externe doit rester comme éminemment pratique. On pourrait y joindre une métrorrhagie mixte, qui n'est ni complètement interne ni tout à fait externe, celle dans laquelle une partie du sang séjourne entre le placenta et l'utérus, l'autre s'écoulant au dehors. J'en ai vu quelques exemples, et la théorie indiquait qu'il pouvait s'en rencontrer, c'est l'hémorrhagie de l'anévrysme faux primitif des chirurgiens. Pour toutes deux le rôle du caillot est important comme hémostatique, mais l'art ne peut travailler de la même manière à faciliter sa formation.

L'étude du placenta apprend en quelque sorte l'histoire
des hémorrhagies de la grossesse. Les caillots, les couches fibrineuses de la surface utérine, les noyaux fibro-plas-
tiques de son parenchyme, les oblitérations partielles ou
totales des cotylédons, les ecchymoses, les caillots inters-
titiels, tout révèle une série d'épanchements sanguins dont
on peut presque indiquer les âges successifs à la manière
des couches de terrain qui revêtent la surface du globe.
Nous avons observé toutes les formes et tous les degrés
de ces hémorrhagies placentaires, inter-utéro placentaires
dont on peut voir un premier et remarquable exemple dans
les planches d'anatomie pathologique de M. Cruveilhier, et
sur lesquelles M. Jacquemier a jeté de vives lumières dans
son travail sur la circulation et les hémorrhagies utérines.
Toutefois il est nécessaire de ne pas étroitement considérer l'hémorrhagie au point de vue mécanique comme un
pur phénomène d'hydrostatique. Sans doute la lenteur de
la circulation utérine favorisée par l'accroissement considérable d'amplitude des vaisseaux, la pesanteur des co-
lonnes veineuses superposées, etc., méritent une sérieuse
considération, mais n'oublions pas les lésions de la nutri-
tion placentaire, les altérations primitives de son parenchyme, celles de la face interne de l'utérus, aux points de
jonction, sous peine d'envisager d'une manière trop étroite
le mode de formation des épanchements sanguins et de
l'hémorrhagie utérine pendant la grossesse.

Les cas les plus épineux et les plus graves sont ceux d'insertion du placenta sur le col ou dans son voisinage. Cette
hémorrhagie qui survient souvent la nuit ou pendant le plus

complet repos, sans être précédée d'aucune violence, d'aucune imprudence, a de quoi surprendre, par la périodicité de son retour, par ses arrêts spontanés, suivis d'un nouvel écoulement sanguin qui ne se lasse pas plus que la circulation fœtale et maternelle, et que l'ampliation du col au bénéfice de la cavité du corps utérin. C'est tantôt une insertion très-partiellement cervicale, comme nous en avons constaté plusieurs exemples, d'autres fois c'est un tiers, la moitié de la circonférence qui se trouve prise, enfin c'est l'insertion centre pour centre en manière d'opercule ; l'écoulement sanguin ne varie que du plus au moins, mais il existe toujours ; au moment où on le croit terminé il reparaît pour cesser de nouveau et revenir encore. Moins foudroyante que l'hémorrhagie du travail ou d'après la délivrance, celle-ci n'en est pas moins grave. On croit l'avoir arrêtée, on espère que cette grossesse si brusquement menacée ira jusqu'au bout, que l'enfant sera conservé par la temporisation, et quelques moyens hémostatiques généraux, les astringents, le seigle, si on ose l'employer : vain espoir, le sang revient. Heureux si l'on se décide à temps, comprenant toute l'importance, et le mécanisme de la véritable hémostatique puerpérale, à tamponner pour compléter le décollement placentaire dans un temps fort court qui ne laisse plus de marge à l'hémorrhagie, ni de répit aux contractions utérines. Une fois bien commencé le travail de l'accouchement domine la scène, la perte sanguine diminue ou cesse brusquement, le danger disparaît. Plusieurs cas de ce genre, dans le cours de notre exercice, nous ont servi à montrer aux élèves les avantages de cette pratique énergique et rationnelle en même temps, que l'expérience de nos prédécesseurs avait déjà mainte fois sanctionnée.

Au moment de l'accouchement, pendant le travail, l'hémorrhagie est un accident assez rare, à moins de décollement prématuré du placenta, *placenta prœvia* des accoucheurs allemands ; et encore est-ce un *accident* bien plus qu'un *obstacle*. La vie du fœtus est compromise si l'accouchement n'est pas terminé promptement. Cela équivaut pour lui à la compression du cordon ; quant à la mère, si les contractions expulsives ne se ralentissent pas, elle ne court pas le moindre risque. Il n'en est pas de même de la perte de sang après l'accouchement ; conséquence rigoureuse et quelquefois cause elle-même de l'inertie, nous les avons vues l'une et l'autre, sous toutes les formes, à tous les degrés et avec toute espèce de gravité, mais nous pouvons le dire hautement et à la louange de la bonne organisation du service, jamais cette gravité n'a été ni méconnue, ni négligée. La crainte de la perte interne règne traditionnellement dans les salles de la Maternité, nous n'avons eu qu'à entretenir nos élèves dans cette défiance utile, principe de la bonne pratique obstétricale. Avec la délivrance rapide lorsqu'elle n'était pas complétée, avec le froid, les frictions stimulantes sur la région hypogastrique, la compression totale du globe utérin, quelquefois de l'aorte abdominale, le seigle ergoté ou l'ergotine, plus tard les toniques, les stimulants, les cordiaux, les amers, dans certains cas les opiacés, nous avons presque toujours, sinon toujours réussi. Il faut tenir compte dans les circonstances qui accélèrent la mort non seulement de la quantité, de la rapidité de l'écoulement sanguin, mais aussi des manœuvres obstétricales qu'il nécessite, et en particulier de l'accouchement forcé, qui est la plus dangereuse des méthodes, et malheureusement quelquefois la seule qui reste à lui opposer.

L'étude des hémorrhagies qui surviennent plusieurs jours après l'accouchement et qui se reproduisent au bout de plusieurs semaines, serait d'autant plus intéressante qu'elle a été négligée jusqu'à présent dans ses causes, dans son mécanisme et dans sa thérapeutique. Si le temps me le permettait, je rappellerais l'histoire de cette malade chez laquelle une métrorrhagie à forme lente ne s'arrêta que lorsque je lui prescrivis de quitter son lit et de marcher, voulant que l'utérus devînt pour lui-même un moyen de compression, ce qui réussit.

Il ne faudrait pas un discours, mais un livre pour tracer d'une manière complète l'histoire des hémorrhagies utérines, telle que la science la comporte aujourd'hui. Je voudrais y joindre comme complément d'observation les cas d'hémorrhagies consécutives à la grossesse extra-utérine. Comment leur donner le nom de métrorrhagie, lorsque l'utérus étranger à la grossesse l'est aussi à ses dangers, lorsque l'écoulement sanguin vient, comme je l'ai vu dans l'exemple de grossesse extra-utérine observée à la Charité, et dont M. Gailleton a publié l'histoire dans sa thèse (1), du kyste et de ses vaisseaux, soit par exsudation, soit par

____

(1) De la grossesse extrà-utérine. Paris, 1854.

rupture? comment songer au seigle ergoté, n'est-il pas préférable de recourir aux hémostatiques ordinaires? Nous tamponnâmes avec la charpie imbibée de la solution de perchlorure de fer, et l'hémorrhagie s'arrêta. Au besoin, la cautérisation actuelle ou potentielle aurait pu nous apporter ses puissantes ressources, non sans d'extrèmes précautions, pour ménager les intestins, la vessie et le péritoine, qui formaient la doublure du nid placentaire.

Il y aurait à parler aussi des pertes sanguines, des épanchements sanguins qui se font ailleurs que vers l'utérus ou vers les surfaces inter-utéro placentaires. Bien que leur mécanisme, que leur signification et leur traitement ne soit pas le même, peut-être trouverait-on matière à de curieux rapprochements entre ces hémorrhagies nasales, cérébrales, pulmonaires, hépatiques, intestinales, intra-musculaires, sous-aponévrotiques, sous-cutanées, dont nous avons vu des exemples, qui tantôt pouvaient se rapporter à une pléthore sanguine méconnue, à des stases veineuses, causées par la compression des gros troncs vasculaires, à des efforts respiratoires, à des lésions traumatiques ou bien à une altération du sang, dans ces fièvres puerpérales, si graves et si étranges dans leur marche, leur manifestation, si inexplicables, lorsque l'on se renferme dans les étroites limites des théories solidistes; mais si je laisse à regret dans ce moment un sujet qui m'entraîne, j'ai l'espoir de le reprendre un jour plus longuement préparé par l'observation et mûri par la réflexion.

Accidents nerveux. — Si nous sommes arrivé dans l'étude des hémorrhagies par gradation insensible depuis la simple ecchymose jusqu'à la perte foudroyante qui tue en quelques minutes, nous pourrions, pour les affections nerveuses qui compliquent la grossesse et constituent une des phases souvent terribles de la dystocie accidentelle, suivre la même progression ascendante. Partant de la simple surexcitation nerveuse, de quelques goûts bizarres et dépravés, nous trouverions en chemin de plus sérieux troubles des fonctions cérébrales, la perversion des sens, les anesthésies, les hyperesthésies, les crises nerveuses hystériformes, épileptiformes, hystériques, et au bout l'éclampsie, que l'on pourrait appeler l'épilepsie de l'état puerpéral.

Eclampsie. — Laissant de côté tout ce qui est secondaire, j'aime mieux ne parler que de cette dernière, qu'on a assez souvent l'occasion d'observer dans notre service de la Maternité. En disant que les femmes primipares y sont plus exposées que les multipares, que les tempéraments sanguins, une constitution forte, spéciale pour ainsi dire, y prédisposent plus que des conditions opposées; que l'albuminurie est un phénomène concomitant assez ordinaire, mais non obligé, que les crises rares et éloignées parfois, se rapprochent et se multiplient à ce point chez quelques malades, que nous n'avons pu, après en avoir compté jusqu'à quarante-deux dans un cas, continuer de les suivre, tant elles se multipliaient et se rapprochaient, je n'apprendrai rien qui ne soit du domaine de la pratique ordinaire. Mais ce qui me semble plus intéressant, c'est la décomposition analytique de la maladie en deux éléments, l'un nerveux, spasmodique, l'autre congestif, sanguin. Ces deux éléments se lient d'une manière si étroite, que la confusion dans les symptômes amène celle de leur interprétation, et, comme conséquence, une application empirique au moins, pour ne pas dire confuse et désordonnée des ressources thérapeutiques. En réfléchissant au mode de succession des crises, à la persistance de la congestion caractérisée par la stupeur, le stertor, le coma dans les intervalles, à l'insuffisance de la saignée, pour empêcher le retour de la convulsion, quelquefois même à son action pour la rappeler, j'ai compris que la découverte de M. Simpson nous offrait un précieux moyen d'observation, de diagnostic par élimination, et l'expérience m'a montré bientôt que c'était aussi une puissante ressource thérapeutique. Je ne crains pas de le proclamer aujourd'hui, en me basant sur un certain nombre de faits, le chloroforme est pour ainsi dire le vrai spécifique des convulsions puerpérales.

Voici comment nous procédons dans son emploi, après plusieurs tâtonnements régularisés par l'expérience. La malade est laissée dans le décubitus dorsal, la tête suffisamment élevée, des compresses mouillées d'oxicrat froid sont maintenues constamment sur le front, un linge mouillé de quelques gouttes de chloroforme est rapproché des fosses nasales dès l'instant que semble commencer la crise, éloigné dès qu'elle cesse, quelquefois replacé dans l'intervalle, en ayant soin que les aspirations soient plutôt prolongées qu'énergiques, on continue ainsi jusqu'à ce que les accès soient éloignés et que l'on puisse être tranquille sur leur cessation. La quantité de chloroforme employé dans vingt-quatre heures, a été de 25, 40, 60, 100 grammes. Dans un cas où l'assistance de M. Bossu, alors interne de la Maternité, me fut particulièrement utile, nous employâmes jusqu'à 200 grammes de chloroforme, une autre fois, nous dépassâmes de plusieurs grammes cette dose. Lorsque nous n'avons pas réussi, il ne nous a pas semblé que jamais l'état des malades fût empiré par le médicament. Dans tous les cas, nous n'eûmes pas à observer le plus léger accident qui pût se rapporter à l'emploi du moyen anesthésique pendant la grossesse, pendant le travail et après l'accouchement. Si la mort survient, les symptômes qui la précèdent ne diffèrent pas de ceux qu'on observe dans les cas traités par les méthodes ordinaires, seulement l'appareil convulsif est enrayé, l'affection comateuse prend le dessus.

Nous n'avons pas besoin d'insister sur l'importance du traitement de la congestion par la saignée faite et répétée largement, par les applications de sangsues en grand nombre au cou, aux membres inférieurs, les révulsifs énergiques (sinapismes, vésicatoires, lavements purgatifs) les réfrigérants sur la tête. L'administration de l'oxide de zinc est venue presque toujours seconder le chloroforme lorsqu'elle était possible, c'est-à-dire lorsque déjà la marche de l'état convulsif semblait enrayée. Dès que les accès sont arrêtés il faut cesser les inhalations qui doivent faire place aux antispasmodiques, quelquefois au quina et aux toniques amers chez les femmes infiltrées, albuminuriques.

Nous pensons qu'on a trop exagéré l'importance de la dé-
plétion utérine dans le traitement des convulsions puerpérales, j'y ai cru moi-même pendant quelque temps ; mais
aujourd'hui, j'ai recueilli plusieurs exemples où les crises
ont continué soit après l'application du forceps, soit après
la version, soit même après l'accouchement naturel ; quelquefois mais plus rarement elles n'ont commencé qu'alors.
Dans un rapport remarquable lu à l'Académie impériale
de médecine, par M. Depaul, sur les convulsions des femmes enceintes nous avons vu avec plaisir soutenir la même
doctrine et constaté un commencement de réaction contre
l'explication des accidents convulsifs par le développement
de l'albuminurie. Comme le fœtus souffre pendant les convulsions utérines, et qu'il succombe à peu près constamment si elles se prolongent, le système de l'accéléra-
tion de l'accouchement peut toujours être défendu à ce
point de vue, mais à la condition de ne pas exiger la dilatation brusque et forcée du col ; tout au plus le débridement multiple s'il y a un effacement complet, un commencement de travail, pourrait-il être introduit comme méthode
exceptionnelle, dont les indications doivent être discutées
et admises avec une extrême réserve.

Le traitement de l'état cérébral qui suit les convulsions puerpérales, n'est pas sans importance ; il est
fort long souvent, car nous avons vu l'empreinte de la maladie se conserver plusieurs semaines, plusieurs mois après
la guérison ; se manifestant par l'hébètude, la perte de
mémoire, la diminution de la sensibilité générale, la paralysie du mouvement à divers degrés, l'amaigrissement,

une faiblesse considérable, tout ce qui en un mot indique une atteinte profonde portée au système nerveux.

De l'accouchement dans les maladies aigues et chroniques. — Pour compléter l'étude des obstacles ou des accidents de l'accouchement, il me reste quelque chose à dire de l'accouchement, dans les cas de maladies aiguës ou chroniques. Bien que ressortissant assez naturellement de l'obstétrique, cette classe d'accouchements appartient aussi à la médecine, quelquefois à titre de phénomène critique naturel , quelquefois aussi comme complication ou comme signe avant-coureur d'une terminaison funeste. Dans les maladies aiguës , même très-graves , l'accouchement se fait en général promptement et en apparence avec moins de douleurs. Les forces qui s'étaient comme réveillées pendant le travail diminuent immédiatement après, et presque toujours la maladie éprouve une aggravation qui est moins le fait de l'accouchement que de l'état puerpéral. Le travail exige une extrême surveillance, s'il se prolonge au-delà de la durée moyenne. S'il est très-pénible, on devra, quand l'état de dilatation du col le permettra, abréger la seconde période en s'aidant du forceps ou de la main, suivant la présentation. Il m'a semblé que les maladies générales, les fièvres éruptives, typhoïdes, etc., supportaient moins la continuation de la grossesse que les inflammations franches des parenchymes, des séreuses, des muqueuses. Souvent nous avons vu des bronchites, des pneumonies étendues, menées à bien, sous l'influence d'un traitement énergique, sans que le terme de la grossesse ait été devancé, sans que le travail ait été enrayé, s'il avait à venir. J'ai été maintes fois frappé de la facilité avec laquelle accouchent les femmes affaiblies par des maladies chroniques. La phthisie pulmonaire offre des occasions assez fréquentes de vérifier cette assertion. Chez les phthisiques, comme chez les femmes valétudinaires, étiolées, épuisées par la misère ou par des travaux pénibles, le travail est souvent très-court, excessivement peu douloureux, comme si l'utérus avait conservé toute sa force de contraction, tandis que les parties molles n'ont plus de résistance. Rien n'est admirable comme les ressources que la nature sait trouver dans ces moments extrêmes, pour amener à bien un accouchement que nous avions plusieurs fois jugé impossible, comme la marche silencieuse et souvent rapide de ce travail qui donne le jour à un enfant vivant, tandis que la mère s'éteint bientôt après, mais jamais avant ; si une fois il est commencé, il s'achève ; le danger ne se manifeste pas toujours. Seulement après l'accouchement, comme dans les maladies aiguës, on a parfois des syncopes, des lypothimies effrayantes : mais les douleurs continuent sourdement, toute résistance cède et l'art a rarement besoin d'intervenir. Nous l'avons fait cependant plusieurs fois avec succès, dès que la tête avait franchi le col, avant même, si sa dilatation était avancée, sa circonférence molle facilement extensible. Chez quelques femmes, immédiatement après l'accouchement, survient un affaiblissement de plus en plus considérable : elles s'éteignent sans souffrances, sans lutte, sans réaction. Chez d'autres la maladie fait des progrès ou bien il se déclare quelques phlegmasies puerpérales graves ; chez le plus petit nombre on voit revenir sans trouble l'état antérieur. Pour toutes, le moment de la fièvre de lait est une époque dangereuse, décisive, la difficulté est de la modérer, sans trop affaiblir les malades. J'ai vu plusieurs fois le vin être utile pour déprimer une surexcitation factice, les calmants et les antiphlogistiques produisant un effet tout opposé.

Les maladies qui sembleraient devoir le plus gêner mécaniquement la marche du travail, comme l'ascite, les hydropisies enkystées de l'abdomen, n'ont souvent aucun effet appréciable. L'accouchement se fait sans secours et assez promptement chez la plupart des femmes hydropiques qui deviennent enceintes. Les anévrysmes des grosses artères, les maladies du cœur, l'hydrothorax, l'asthme, peuvent exposer pendant le travail à des accidents mortels que nous n'avons jamais observés, ou augmenter considérablement l'état de gêne dans lequel la femme se trouve, sans qu'elle puisse être complètement soulagée par une attitude convenable. Dans tous ces cas, le travail devra être surveillé avec grand soin ; on empêchera que la malade se livre à des efforts violents d'expulsion ; et bientôt après la dilatation du col, si l'accouchement, qui exige alors un redoublement d'efforts, ne se termine pas promptement, on l'achèvera artificiellement (Jacquemier) ; nous avons constamment suivi cette règle de conduite.

Depuis l'introduction dans la pratique obstétricale de l'accouchement prématuré provoqué, on s'est demandé, à l'occasion de quelques unes des maladies graves qui compliquent la grossesse, s'il ne serait pas convenable d'avoir recours, dans les cas extrêmes, à cette opération ; cette question posée était, par cela même, résolue. Dans une thèse remarquable sur l'accouchement prématuré, soutenue, en 1844, par M. A. Lacour, on trouve réunis tous les éléments de ce problème intéressant. Dans un cas d'hydrothorax et d'hydropéricarde, avec menace de suffocation imminente, après avoir inutilement employé les médications énergiques conseillées dans des circonstances semblables, nous avons pu, en pratiquant l'accouchement prématuré au huitième mois, amener l'enfant vivant et sauver la mère. Cette observation a été publiée avec détails par M. Bourland (dans la *Gazette Médicale de Lyon*, t. I, page 149). Jointe à d'autres que l'on possédait avant, ou que l'on a recueillies depuis, elle contribuera à étendre le cadre des indications de l'accouchement prématuré artificiel, et augmentera l'importance d'une conquête dont notre école peut, à juste titre, revendiquer sa part. Si j'ai cité l'œuvre de M. A. Lacour, on ne doit pas oublier que Nichet et Imbert, que MM. Richard de Nancy, Colrat et Valette ont pratiqué cette opération qui a fourni à M. Pointe une application intéressante dans un cas d'éclampsie, dont M. Gallois a publié l'histoire en 1850. (*Gazette Médicale de Lyon*, t. II, page 185).

II. DYSTOCIE PAR LE FOETUS.

La dystocie par le fœtus ne se compose pas seulement

des cas déjà assez nombreux , où il se présente en mauvaise position , c'est-à-dire par l'un des côtés du tronc
(épaule droite ou gauche) , ou en position vicieuse ou
inclinée du crâne, de la face, de l'extrémité pelvienne
avec procidence des pieds , du cordon , etc. Mais aussi
de ceux , où des altérations de forme , de volume, l'empêchent d'être en rapport avec les dimensions de la filière
pelvienne. L'étude des maladies du fœtus qui a reçu une
impulsion dans ces dernières années, donne à ce genre
de dystocie une nouvelle importance , en permettant de
sortir du cercle étroit de la mécanique pour s'élever à la
notion du désordre anatomique qui avait été trop souvent
passé sous silence ou interprété d'une manière bizarre.

Hydrocéphalie.— Le volume exagéré de la tête, dû le plus
souvent à un épanchement séreux dans la cavité arachnoï-
dienne, a été plusieurs fois signalé comme cause de dystocie;
nous en avons rencontré plusieurs exemples assez tranchés;
dans un cas entr'autres , la circonférence cranienne avait
51 centimètres , le diamètre occipito-frontal 16 , le bipa-
riétal 15 , les autres étaient augmentés dans la même proportion. La ponction pratiquée, la tête étant au détroit
supérieur, donna issue à près d'un litre de liquide ; c'est
à cette condition seulement que l'accouchement put se
terminer, après un travail de 20 heures , les eaux s'étant
écoulées prématurément un jour avant. La mère succomba
9 jours après à une métrite typhoïde. Dans ce cas, que
l'on peut citer comme type , et où nous avons apprécié
parfaitement la fluctuation en pressant à la fois sur l'hy-

pogastre , et sur la tête par le col utérin, nous ne pûmes parvenir à appliquer le forceps qu'après avoir fait la ponction du crâne avec les ciseaux de Smellie. A la rigueur même on eût pu attendre , comme on l'a conseillé et fait quelquefois, que les douleurs se réveillant dégageassent complètement la tête ; mais le travail était déjà trop long pour ne pas chercher à l'abréger immédiatement.

Trois fois la ponction a été pratiquée avec succès dans des cas où la tête , quoique beaucoup plus petite, était encore trop grosse pour passer librement. Plusieurs fois rous avons constaté que la tête d'un fœtus mort , lorsque l'infiltration et la macération sont très-prononcées pouvait simuler l'hydrocéphalie ; mais les os tendent à se renverser les uns sur les autres, et offrent des bords saillants et des surfaces irrégulières. L'erreur serait-elle d'ailleurs bien dangereuse ? Dans ces cas nous avons noté aussi l'influence heureuse du ramollissement produit par le séjour prolongé dans l'utérus , par la putréfaction , sur une tête trop volumineuse , ou de dimension moyenne, ayant à traverser un bassin trop étroit ; une fois même la prolongation d'un travail difficile amena spontanément la céphalotomie , ou, pour parler plus exactement, l'évacuation de la substance cérébrale , qui rendit possible la terminaison de l'accouchement que l'on croyait au-dessus des ressources de la nature. C'est probablement ce qui a donné à Osborne et à d'autres accoucheurs anglais l'idée d'ouvrir de bonne heure la tête et d'attendre ensuite plusieurs heures avant de tenter l'extraction, afin qu'un commencement de putréfaction la rende plus facile, si l'expulsion ne s'opère pas spontanément. Un délai aussi long peut avoir de graves inconvénients, même en pratiquant de bonne heure, comme on le fait trop souvent en Angleterre, la perforation.

Il sera bon de rappeler ici , que dans un cas où le travail avait duré plusieurs jours chez une femme qui nous fut apportée après avoir inutilement subi plusieurs manœuvres obstétricales , le développement de l'abdomen du fœtus , par des gaz putrides , était si considérable, qu'après la sortie assez facile de la tête , nous fûmes sur le point de ponctionner le ventre pour dégager le tronc , comme on pique l'intestin dans la hernie étranglée lorsque, par exception , les gaz qu'il renferme mettent obstacle à sa réduction.

Je connaissais d'ailleurs l'histoire de ces deux cas cités par Merrimann , dans lesquels des ruptures considérables furent la conséquence des tractions violentes sur le tronc énormément distendu par des gaz putrides ; les deux femmes succombèrent.

Tumeurs diverses. — Continuant nos recherches sur les maladies du fœtus , et en particulier sur les tumeurs qui mettent obstacle à l'accouchement, nous avons eu à étudier un nouveau cas de développement hypertrophique des reins , qui a amené de prime abord une résistance telle que les deux cuisses furent arrachées du tronc sans que celui-ci ait cédé. La femme nous fut apportée à la Charité après cette première série de manœuvres qui, sans effectuer l'accouchement, l'avaient probablement préparé, puisqu'au bout d'un quart-d'heure elle accoucha naturellement. Les suites furent assez longues et douloureuses ; il se développa consécutivement un phlegmon de la fosse iliaque ; la malade finit par guérir. L'ouverture du ventre du fœtus nous montra sa cavité entièrement remplie par deux tumeurs énormes , partant des côtés et arrivant sur la ligne médiane ; le foie, déjeté de sa position normale , était resserré , atrophié , occupant la partie supérieure et médiane ; la rate très-petite , était cachée derrière la tumeur gauche. Les intestins , pour ainsi dire ratatinés , occupaient un très-petit espace dans l'intervalle des deux tumeurs. L'examen microscopique du rein , fait avec soin par M. Ollier , nous a permis de conclure qu'il s'agissait , dans ce cas , d'une hypertrophie de l'élément glandulaire des glomérules de Malpighi , sans formation d'un produit nouveau , mais avec exagération d'un élément normal. Cette altération des glomérules consistait dans le développement de petits kystes manifestement liés avec le système vasculaire du rein , et indépendant des tubes urinifères, ce qui justifierait la dénomination suivante : *Développement hydatiforme des glomérules de Malpighi*. Plus appropriée peut-être , l'expression d'*hypertrophie vésiculaire* aurait l'inconvénient de préjuger un point d'anatomie encore litigieux (*Gazette Médicale de Lyon*, t. v , page 129).

III. DYSTOCIE PAR LES ANNEXES DU FŒTUS.

Un état anormal des annexes du fœtus peut constituer une cause de dystocie, c'est-à-dire rendre l'accouchement laborieux, difficile ou dangereux. Ainsi que nous l'avons

vu pour le fœtus lui-même, cet état anormal provient tantôt d'un *vice de conformation*, tantôt d'une *anomalie de
position*.

Vices de conformation. — Nous faisons rentrer dans
cette catégorie la briéveté absolue ou accidentelle du cordon ombilical, et son excès de longueur ; son entortillement autour d'une partie du fœtus ; la friabilité et la résistance trop grande des membranes ; un liquide amniotique
trop ou pas assez abondant.

Vices de position. — Ils correspondent aux mauvaises
présentations du fœtus, quoiqu'ils ne constituent pas d'obstacle mécanique à l'accouchement. Ainsi, insertion du
placenta aux environs du col (présentation primitive du
placenta), chute sur le col de cet organe, annexe prématurément décollé pendant le travail (présentation secondaire ou consécutive) ; enfin prolapsus du cordon.

Un cordon ombilical qui a moins de vingt centimètres
de longueur est trop court, il n'est pas assez long pour
mesurer l'espace qui sépare sa naissance au placenta et
son insertion à l'ombilic, au moment où cette partie du
fœtus se dégage à la vulve ; de là un arrêt à l'expulsion ou
des tiraillements funestes. Il peut se déchirer en divers
points de sa longueur ; des tractions exercées sur le fœtus
amèneront alors à sa suite le renversement de l'utérus, si
le placenta est assez adhérent. Les mêmes accidents peuvent être produits lorsque le cordon est rendu trop court
par son entortillement autour d'une partie du fœtus. Ou-

tre ces accidents mécaniques, des circulaires autour du cou, par exemple, se serrant de plus en plus à mesure que le travail s'avance, pourront produire une véritable strangulation du fœtus, et plus souvent l'asphyxie par compression des vaisseaux du cordon.

Un excès de longueur de la tige omphalo-placentaire en facilite l'entortillement autour du fœtus et les conséquences possibles. Mais l'accident le plus ordinaire qui en résulte c'est la chute, le prolapsus d'une ou de plusieurs anses du cordon, au-dessous de la partie fœtale qui se présente; accident qui rentre dans la deuxième catégorie.

Des membranes trop friables se rompent trop tôt, aux premières contractions utérines; le col se dilatera plus difficilement, plus lentement et avec plus de douleur; le travail, même dans ses autres périodes, est plus long; on dit alors que l'accouchement se fait à sec. Le fœtus en éprouve aussi les plus fâcheuses conséquences; pendant les contractions de l'utérus, les parois de cet organe agissent directement sur lui, le compriment de toute part, par conséquent gênent ou arrêtent même sa circulation superficielle, amènent des congestions dans les organes profonds; souvent le cordon est lui-même comprimé ainsi que le placenta, nouvelle circonstance qui vient en aide à la précédente pour tuer le fœtus par asphyxie. (De là le précepte si souvent donné aux élèves accoucheuses, à la Charité, de respecter religieusement la poche des eaux tant que la dilatation n'est pas complète.)

Dans d'autres cas, au contraire, les membranes sont trop résistantes, et ne se rompent point au moment convenable. On a trop négligé cette cause de dystocie, cependant elle est fréquente. L'effet le plus ordinaire de cette résistance trop grande est d'amener peu à peu l'inertie utérine et parconséquent l'arrêt du travail. On y remédie bien vite ; on peut même la prévenir, quand on a cette circonstance présente à l'esprit, en rompant purement et simplement la poche amniotique, pendant une douleur lorsque la dilatation du col est à peu près complète. Quelquefois les membranes ne se rompent qu'au moment de l'expulsion, non à leur point le plus déclive, mais à une certaine hauteur ; de sorte que la tête est recouverte entièrement par le segment détaché ; ont dit que l'*enfant nait coiffé*. Bien que cette méprise paraisse incroyable, on a cité des cas où l'enfant est mort asphyxié, parce qu'au moment de la naissance on ne s'aperçut pas que les premières inspirations étaient empêchées par les membranes fines et transparentes exactement appliquées sur les orifices des voies respiratoires, à la manière d'un linge fin mouillé. Sans avoir rien observé de semblable, nous comprenons la possibilité de ce fait.

Une quantité trop considérable des eaux (hydropisie de l'amnios) produit peu à peu une distension exagérée des parois utérines ; ces parois, trop distendues, ont perdu en grande partie leur élasticité de tissu ; leur contractilité en est singulièrement affaiblie ; aussi au moment du travail cela se traduit par une inertie marquée, qui pourra se continuer après l'accouchement et favoriser des hémorrhagies considérables. La nature obvie quelquefois à ces accidents en ne vidant que peu à peu au début du travail la cavité amniotique de son trop plein. Cet écoulement ménagé se fait, suivant les uns, par transsudation, suivant d'autres, par une ou plusieurs petites ruptures de membranes dans des points plus ou moins élevés de l'œuf. C'est ce dernier procédé que quelques accoucheurs ont proposé d'imiter, en allant percer les membranes vers la partie moyenne de leur hauteur au moyen d'une sonde de longueur convenable introduite entre la paroi utérine et l'œuf qu'on décolle.

Les conséquences d'une trop petite quantité de liquide ressemblent à celles produites par l'écoulement de ce liquide lors de la rupture de la poche au début du travail.

Parler de l'implantation du placenta sur le col ou très-près de cette partie, c'est rappeler un des chapitres les plus importants des hémorrhagies pendant la grossesse et pendant le travail, nous n'y reviendrons pas. Faisons remarquer seulement que dans une division rigoureusement logique, son histoire serait mieux placée ici.

Il en est de même de cet autre accident plus rare et moins grave en général, parce qu'il est plus subit, plus rapide, moins prolongé, pour ainsi dire ; je veux parler de la chute à l'ouverture du col, du placenta prématurément décollé pendant le travail ; l'hémorrhagie utérine qui en résulte n'est pas considérable, il y a peu de place dans l'utérus, pour du sang qui s'épanche ; mais le fœtus en éprouve des dommages mortels. Les liens vasculaires qui l'unissaient à la mère sont rompus, il ne peut s'en passer encore, et meurt avant son expulsion.

Nous avons dit qu'une longueur exagérée du cordon

avait pour inconvénient principal de favoriser le prolapsus de la tige vasculaire. Cet accident se produit surtout quand la position du fœtus n'est pas régulière, avantageuse ; quand la partie qui se présente ne s'adapte pas exactement au segment inférieur de l'utérus, et que les eaux s'écoulent subitement, trop tôt ou en trop grande abondance à la fois, pour ainsi dire en nappe. Néanmoins, ce qui est plus rare, le prolapsus peut exister avec l'intégrité de la poche et une présentation normale. Tant que la poche des eaux est intacte, le cordon n'est pas comprimé notablement, et le fœtus n'en éprouve en général aucun dommage. Mais sitôt que le liquide amniotique écoulé ne protège plus l'anse prolabée, celle-ci augmente de longueur et éprouve surtout au moment de la douleur, une forte compression entre le col et la partie qui le dilate ; bientôt cette compression qui devient permanente n'est pas compatible avec la vie du fœtus. Celui-ci meurt par asphyxie.

Dans quelques cas heureux, mais rares, on voit ce prolapsus se réduire de lui-même ; l'art a voulu imiter ce procédé naturel, il a cherché à faire remonter dans l'utérus l'anse tombée, et même à l'y maintenir. Nous n'énumérerons pas tous les procédés qu'il a imaginés à cet effet ; rarement il a réussi. Une indication principale se présente à l'accoucheur : terminer le plus tôt possible l'accouchement pour éviter une compression trop longtemps continuée du cordon, dans toute autre présentation que celle du sommet, pratiquer la version podalique ; quand la tête se présente, application de forceps, si la dilatation est complète et la tête engagée, si l'engagement du reste n'est pas encore effectué, recourir à la version.

Cependant nous avons pu quelquefois replacer le cordon dans le grand bassin, vers un de ses côtés, dans l'une des fosses iliaques, car c'est là qu'il faut le reporter si l'on veut faire cesser le prolapsus. Mais nous avions affaire à un bassin large, à une femme multipare, ayant des eaux abondantes et une complète dilatation du col utérin; la main nous a suffi, et si nous avons échoué dans d'autres cas, ce n'a pas été par l'insuffisance des manœuvres; mais plutôt par la tendance invincible à la reproduction de l'accident. Nous croyons que dans le pronostic il faut tenir compte de l'état de primiparité ou de multiparité, de la position du cordon qui est plus avantageuse directement en arrière ou sur les côtés, qu'en avant vers le pubis ou vers les plans inclinés latéro-antérieurs, constitués par les branches pubiennes et ischiatiques. La présentation des genoux, des pieds ou du siége est dans les cas de prolapsus plus avantageuse au fœtus que celle de la tête. Celle du tronc constitue une complication d'autant plus dangereuse que pendant longtemps elle favorise le prolapsus et que la manœuvre de la version expose naturellement à des pressions, à des tractions du cordon toujours fâcheuses.

La terminaison prompte de l'accouchement est à coup sûr la première et principale indication (nous l'avons dit), elle ne nous a pas constament donné un résultat satisfaisant, et lorsque la nature s'en charge, le pronostic est en général plus favorable ; un point de pratique fort délicat ici comme dans beaucoup d'autres cas est celui de décider où finissent les ressources de la nature et où doit commencer l'intervention de l'art.

IV. Combinaison des causes et des accidents dystociques.

Nous avons trouvé quelquefois réunies les causes de dystocie que nous venons d'étudier dans autant de chapitres séparés. Ainsi, dans ces cas complexes d'une analyse parfois difficile et presque toujours d'un pronostic grave, on a pu constater en même temps un rétrécissement du bassin, une présentation de l'épaule ou du tronc, et une procidence du cordon ; ou bien une hémorrhagie par implantation du placenta sur le col avec la même présentation vicieuse et la même procidence.

D'autres fois, on n'avait affaire qu'à deux éléments dystociques. On comprend combien ces combinaisons sont sujettes à varier et jusqu'à quel point l'appréciation du rôle de chacune d'elles est difficile ; on comprend aussi qu'il y a à discerner quel est celui des obstacles ou des accidents qui a existé le premier, quel est celui qui n'est venu qu'en seconde et troisième ligne. On comprend enfin, sans qu'il soit besoin de plus de détails, l'importance de rechercher l'élément qui compromet le plus directement les jours de la mère, ceux de l'enfant, et quel est le premier sur lequel l'accoucheur doit diriger son attention et ses efforts.

V. Dystocie par de mauvaises manœuvres.

Un chapitre intéressant dans l'histoire de la dystocie serait celui des accouchements rendus laborieux par de mauvaises manœuvres ou par une mauvaise direction donnée à un travail qui s'annonçait de prime abord sous les meilleurs auspices.

Citons quelques exemples : une femme primipare devenue mère assez tard a un travail simplement long. On la fait marcher, on la laisse se perdre de trop bonne heure en efforts impuissants. Le col utérin se roidit et se contracte spasmodiquement. Le corps de l'organe d'abord surexcité dans ses contractions se lasse et arrive à un état voisin de l'inertie. Le toucher répété trop souvent par des mains inhabiles a desséché, irrité le vagin, le col de la matrice. Si vous joignez à ces causes le découragement et l'importunité des personnes qui entourent la malade, les obsessions dont elles accablent l'accoucheur, dont la patience finit par se lasser et la foi dans les ressources de la nature par s'ébranler, vous aurez un de ces exemples encore assez communs de l'état spasmodique du col que les bains, la saignée, les calmants, le repos et surtout la patience combattent avantageusement, mais avec lenteur. Il n'est pas rare de voir attaquer par la dilatation forcée un col utérin qui se ramollirait bien vite s'il s'agissait d'une véritable hémorrhagie et si on le laissait se dilater lui-même, au lieu de l'élargir, ou de le déchirer violemment pour un simple écoulement sanguin , comme nous l'avons vu quelquefois.

Le travail ne marche pas assez promptement, vite on donne le seigle ergoté, qui convertit en convulsions tétaniques et par conséquent sans efficacité, d'utiles contractions utérines. Une femme faible chez laquelle la fièvre s'allume par la durée et la continuité des douleurs est saignée ; ses forces diminuent encore, le travail se ralentit d'autant. Une autre est sous l'influence d'une congestion cérébro-pulmonaire, elle a presque un sommeil stertoreux, sa langue est embarrassée, son pouls est comprimé et lent, on la stimule avec du bouillon, du vin et des cordiaux, l'état congestif augmente, et l'accouchement est encore plus long et plus difficile.

Parlerai-je de ces cas dont nous avons vu quelques exemples, où l'on a mis le forceps trop tôt relativement, soit à la dilatation du col, soit à l'abaissement de la tête ; de ceux où l'on a entrepris la version, alors qu'un rétrécissement du bassin indiquait le forceps, et pour un fœtus mort, sans aucun doute, la craniotomie, etc., etc.

Ce chapitre serait fort long , la pratique d'un grand hôpital lui fournirait une abondante matière, et pour les jeunes praticiens d'utiles préceptes. Le plus important de tous est celui de procéder avec une grande défiance de soi et une extrême réserve dans l'appréciation critique des manœuvres entreprises avant qu'on soit appelé.

Un autre conseil est celui de ne pas se presser d'agir, même dans les cas où les opérations graves qui avaient paru nécessaires ont été entreprises. Le repos, les moyens

simples triomphent souvent là où les ressources de l'obstétricie opératoire les plus énergiques avaient paru indiquées. D'ailleurs, c'est une bonne préparation aux manœuvres obstétricales, c'est un temps d'arrêt qui permet
à la malade de reprendre des forces, à la sensibilité exal-
tée de se calmer, au spasme de se résoudre ; il en résulte
que le travail naturel ou artificiel devient ensuite plus
facile, moins dangereux et d'un résultat plus sûr.

A quelle espèce de dystocie faudrait-il rattacher cette
excision d'une assez volumineuse tumeur attachée à la
paroi interne du rectum chez une petite fille que j'opérai
il y a cinq ans dans nos salles d'enfants malades ? Ne
serait-ce pas à celle par le fœtus, puisque la tumeur qui
renfermait des os, des dents, de longs cheveux était évi-
demment constituée par les débris d'un fœtus apparte-
nant *aux monstres doubles endocymiens* par *inclusion
abdominale*, dont M. Geoffroy-Saint-Hilaire a réuni
quelques exemples remarquables. Mais l'histoire de ce fait
curieux serait evidemment mieux placée dans la descrip-
tion des tumeurs du rectum que dans un chapitre sur la
dystocie fœtale...

Je m'arrête, Messieurs ; en présence de ce livre toujours intéressant et inépuisable que nous ouvre la nature
dans un grand hôpital, on a peine à ne pas tourner quelques nouveaux feuillets, à borner le récit de ses observations. J'ai dû me limiter, dans ce compte-rendu d'une
partie de mon service, à l'étude de l'*étiologie* des accouchements laborieux et des indications qu'ils présentent,

sans entrer dans le choix et l'exposition des méthodes opératoires qui leur sont applicables, sans vous donner le relevé exact des manœuvres et opérations obstétricales qui ont été pratiquées à la Charité depuis mon entrée jusqu'au 31 mars 1855. Redressement de la tête, version, forceps, débridement du col, opération césarienne, accouchement prématuré artificiel, ponction du crâne et de diverses tumeurs, embryotomie, décòllement du placenta, son dégagement dans les cas d'enchâtonnement ; tamponnement, ponction de l'amnios, accouchement forcé dans les cas d'hémorrhagie, etc., etc. Cette simple énumération vous donne l'idée de l'importance d'un service où il se fait annuellement bien près de douze cents accouchements ; où quinze élèves sage-femmes, sous la direction d'une sœur cheftaine, dont je me plais à louer le talent et le zèle, reçoivent une instruction théorique et pratique assurée par deux années de résidence ; où chaque semestre un de nos internes vient, en complétant le cadre de ses études médicales, nous assister dans les répétitions du cours d'accouchement. Plusieurs y ont trouvé des sujets intéressants de thèse, j'aime à rappeler celle de M. Chavanne sur la gangrène diphtéritique ; celle de M. Doyon sur les suites de couches, de M. Bossu sur les inoculations lacto-varioliques et d'autres qui ont été placées honorablement dans les recueils académiques.

Vous parlerai-je maintenant, Messieurs, des regrets que j'éprouve en quittant ce précieux foyer d'instruction, cet asile secourable à tant de misères, à tant de douleurs,

une maison où chacun vous donne l'exemple du bien,
parce qu'il le reçoit de haut, et parce que la charité chré-
tienne y est si bien comprise et si bien exercée ? Je crain-
drais de prolonger inutilement ce discours, pour lequel
votre bienveillante attention m'a tenu lieu du talent d'ora-
teur, et de vous priver plus longtemps d'entendre un collègue, que de fortes études, un brillant concours, et des
travaux scientifiques déjà remarquables, ont si bien préparé à remplir dignement la place que je laisse aujour-
d'hui.

Messieurs les Administrateurs,

Votre constant et si admirable dévoûment, votre direction
éclairée, vos conseils paternels ne m'ont pas fait défaut
un seul instant durant mes six années d'exercice à la
Charité, je tiens à vous en remercier publiquement au
jourd'hui.

Appelé désormais à l'Hôtel-Dieu, comme professeur-
adjoint de clinique chirurgicale, j'ose vous promettre la
même bonne volonté et le même désir d'être utile à nos
malades, en vous demandant, pour ces nouvelles fonctions, le précieux appui des mêmes encouragements et
des mêmes sympathies.

www.ingramcontent.com/pod-product-compliance
Ingram Content Group UK Ltd.
Pitfield, Milton Keynes, MK11 3LW, UK
UKHW031804170726
13836UKWH00003B/1185